Hippocrate

Le Pronostic

Traité

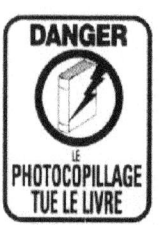 Le code de la propriété intellectuelle du 1er juillet 1992 interdit en effet expressément la photocopie à usage collectif sans autorisation des ayants droit. Or, cette pratique s'est généralisée dans les établissements d'enseignement supérieur, provoquant une baisse brutale des achats de livres et de revues, au point que la possibilité même pour les auteurs de créer des œuvres nouvelles et de les faire éditer correctement est aujourd'hui menacée. En application de la loi du 11 mars 1957, il est interdit de reproduire intégralement ou partiellement le présent ouvrage, sur quelque support que ce soit, sans autorisation de l'Éditeur ou du Centre Français d'Exploitation du Droit de Copie , 20, rue Grands Augustins, 75006 Paris.

ISBN : 978-1718604964

10 9 8 7 6 5 4 3 2 1

Hippocrate

Le Pronostic

Traité

Table de Matières

INTRODUCTION	7
LE PRONOSTIC	16
NOTES	33

INTRODUCTION

« HIPPOCRATE se propose, dans le *Pronostic*, de discourir sur les maladies aiguës, non pas sur toutes indistinctement, mais sur celles-là seulement qui sont accompagnées de fièvre ; car il y a des maladies aiguës qui ne sont pas nécessairement accompagnées de fièvre, telles sont l'apoplexie, l'épilepsie, le tétanos. -- Si on objectait qu'il s'est occupé aussi des maladies chroniques, puisqu'il a parlé de l'hydropisie, des empyèmes et des affections de la rate, qui sont certainement des maladies chroniques, on répondrait à cela que cette digression même montre avec quel soin il a traité des maladies aiguës; car il n'étudie pas les maladies chroniques pour elles-mêmes, mais comme étant la suite d'un état aigu. - C'est avec raison qu'Hippocrate étudie plus a spécialement les maladies aiguës ; car ce sont elles qui troublent le plus la nature, et qui exigent le plus d'art dans leur traitement. (01) »

Hippocrate nous découvre, dès le début du *Pronostic*, comment il a envisagé l'étude des maladies aiguës : elle consiste, pour lui, à deviner les circonstances passées, à pénétrer les faits présents, et par suite à prévoir les phénomènes à venir, dans le but de diriger le traitement avec plus de sûreté : c'est ce qu'il appelle la prévision, la prescience (πρόνοια). Ce mot est détourné de son sens propre, et il faut, avec Galien (02) et Étienne (03), lui donner la signification de πρόγνωσις , prognostique ou prognose ; la prognostique, ou, comme l'appelle Étienne (04), la séméiotique (σημείωσις), avait, dans l'antiquité, un sens beaucoup plus étendu que celui que nous attachons aux expressions pronostic ou séméiologie ; elle embrassait, comme on vient de le voir, l'étude des signes dans toute sa généralité ; et le même mot servit primitivement à désigner tout ensemble la divination des faits passés, l'observation des phénomènes actuels, et la prévision de l'avenir ; ce ne fut que plus tard, et probablement au temps où florissait l'école médicale d'Alexandrie, que la prognose fut divisée en trois parties bien distinctes, qui reçurent des dénominations différentes : l'anamnestique (ἀνάμνησις), connaissance du passé ; la diagnostique, ou comme nous disons, le diagnostic (διάγνωσις), l'étude des symptômes présents, et la prognostique (πρόγνωσις) proprement dite, ou prévision de l'avenir (05). -Hérophile allait même jusqu'à distinguer la προγνώσις , jugement porté, de la πρόρρησις , jugement énoncé, distinction ridicule, suivant Galien (06) et suivant Étienne (07). Cette division de la prognose était bien éloignée de la doctrine hippocratique, surtout pour ce qui regarde le diagnostic, qui , pour l'école d'Alexandrie, et surtout pour Galien, comme le témoignent tous ses commentaires et ses ouvrages originaux, avait une valeur positive et directe, laquelle était de faire connaître l'état organique en rapport avec les symptômes des maladies. Toutefois, le diagnostic n'avait pas encore pris le rang et acquis l'importante que nous lui accordons de nos jours ; car Étienne nous déclare (08) que le diagnostic n'est qu'une partie du pronostic, qui doit être regardé comme le côté le plus général et le plus noble de la médecine, puisqu'il rapproche en quelque sorte l'homme de la Divinité, qui seule a le pouvoir de pénétrer l'avenir. Si l'on veut sa rappeler la manière dont Hippocrate envisageait la pathologie, il sera aisé de se convaincre que le sens donné par lui à la propose, ou, comme il l'appelle, à la prévision, n'a pas une aussi grande extension qu'on serait tenté de le croire au premier abord. En effet, presque absolument privé des lumières fournies par l'anatomie et la physiologie normales ou pathologique, il considérait la maladie comme indépendante de l'organe qu'elle affecte et des formes qu'elle revêt, et comme ayant par elle-même sa marche, son développement et sa terminaison (09). Néanmoins, comprenant tout aussi bien que les médecins modernes la nécessité d'être éclairé sur cette marche, sur ce développement, d'établir certaines règles fixes à l'aide desquelles il lui fût possible de prévoir la succession des phénomènes et l'issue définitive, enfin de s'appuyer sur quelque base pour diriger le traitement, mais ne pouvant arriver à tous ces résultats par la considération (les symptômes propres à chaque maladie, c'est-à-dire de l'état fonctionnel et anatomico-pathologique des organes qu'il n'avait pas l'art d'interroger), il porta toute son attention vers l'étude des conditions générales de la vie, vers l'observation minutieuse et tout empirique des phénomènes, de ceux surtout qui sont propres à l'état de santé et à l'état de maladie. Mais comme l'observation des phénomènes, aussi bien de ceux du passé que de ceux du présent, ne pouvait être utilisée au profit du diagnostic, lequel consiste à déterminer la nature, le siège et l'étendue de la maladie, elle servit uniquement et de toute nécessité à éclairer sur l'état à venir, sur la marche de la maladie, sur son plus ou moins de gravité, sur le temps et le mode de solution, et par suite à faire prendre telle ou telle mesure pour s'opposer aux accidents prévus ou pour les diriger ; et c'est là ce qui constituait en réalité le dogmatisme de l'école de Cos. Ainsi, cette étude du passé et du présent que recommande Hippocrate, c'est véritablement de la prognose ; puisque, en dernière analyse, elle ne conduit qu'à pénétrer l'avenir. Le pronostic est donc le point central, c'est-à-dire le point de départ et le dernier terme de la médecine antique, comme le diagnostic est celui de la médecine moderne. Cette tendance de l'école de Cos vers la considération exclusive de l'état général, vers l'étude de la communauté des maladies, vers l'interprétation pronostique des phénomènes morbides, l'éleva au plus haut degré de science et de gloire qui lui fut permis d'atteindre ; elle la sauva d'un empirisme aveugle en rassemblant tons les faits épars, en les rattachant par un lien commun, la prognose ; elle la dota de cette belle méthode d'observation qui, entre les mains des Asclépiades, a produit des résultats auxquels la science actuelle arrive à peine avec toutes les ressources dont elle peut disposer ; d'un autre côté, cette tendance, qui était si nécessaire et qui fut si utile dans un temps ou il n'y avait ni anatomie ni physiologie, mais dont la valeur absolue ne devait être que transitoire, entrava longtemps la marche progressive de la science, en détournant sans cesse les esprits de l'étude de chaque maladie en particulier, et de l'état organo-pathologique dans ses rapports avec les symptômes, étude dont on comprenait mieux la nécessité à mesure que l'anatomie et la physiologie s'enrichissaient de nouvelles découvertes. Galien sortit la médecine de cette voie rétrograde ; il sut la constituer à la fois sur la prognose d'Hippocrate et sur les connaissances diagnostiques de son époque, qu'il avait si admirablement fécondées et agrandies. Malheureusement, son exemple fut mal suivi ; la médecine rentra pour ainsi dire dans l'enfance jusqu'au XVIIe siècle, époque à laquelle le diagnostic local reprit faveur. De nos jours, et surtout dans l'école de Paris, il domine toute la science ; il est la source de tous ses progrès comme de tous ses écarts. Il est fort à désirer qu'une main habile et puissante fasse rentrer la médecine dans la seule voie qui lui soit tracée par la nature, c'est-à-dire qu'elle confonde en une seule la méthode ancienne et la méthode nouvelle.

Je reviens a l'analyse du *Pronostic* dont ces considérations m'ont un peu éloigné.

§. 1«. Hippocrate a mis en tête de cet ouvrage un préambule, une sorte de préface, nécessaire pour établir sa doctrine contre certains médecins qui, de son temps comme de nos jours, s'appelaient méthodiques, et soutenaient qu'il est du devoir d'un médecin de maintenir la santé chez ceux qui se portent bien, et de la rétablir chez ceux qui sont malades ; mais qu'il n'appartient qu'à un devin de prédire l'avenir. Aussi Hippocrate établit dans sa préface que le pronostic a trois grands avantages : le premier, c'est que le médecin gagne la confiance du malade, qui obéit ponctuellement à ses ordres, dans la persuasion où il est que sa maladie est très bien connue ; le second, c'est que, devinant ce qui doit arriver, il peut prévenir certains accidents, diminuer la gravité de certains autres, prendre des mesures énergiques contre tous, et par conséquent arriver souvent à rendre la santé ; le troisième, c'est qu'on ne rejettera pas sur son compte la mort des malades, s'ils succombent (10).

§. 2. L'auteur entre en matière par l'exposition des signes que fournissent l'ensemble et les diverses parties de la figure. C'est là qu'il décrit l'altération que subissent les traits du visage quand la mort doit terminer les maladies aiguës ; c'est le prñsvpon nekrÅdhw des anciens (visage de la mort), le facies hippocratique des modernes. Dans ce paragraphe, Hippocrate consacre deux grands principes qui sont la base de toute la doctrine pronostique ; le premier ; c'est qu'il faut toujours prendre l'état sain pour terme de comparaison de l'état malade; le second, c'est qu'il ne faut pas attacher tout d'abord aux symptômes une valeur absolue, mais examiner si on ne peut pas en expliquer l'apparition et la gravité apparente par quelque cause accidentelle, autre qu'un véritable état morbide plus ou moins dangereux.

§. 3. Les signes fournis par la manière dont le malade est couché, ou, comme on dit dans le langage technique, par le décubitus du malade, sont envisagés dans ce paragraphe d'après les mêmes règles que ceux fournis par le visage. Ici on trouve encore une observation très importante sur les signes qu'on peut tirer de l'aspect des plaies dans les maladies aiguës.

§. 4. Hippocrate regarde comme un funeste présage les mouvements désordonnés des mains ; et c'est avec juste raison, parce qu'ils indiquent un grand trouble du système nerveux, trouble qui est toujours une complication funeste.

§. 5. L'étude de la respiration présente ceci de particulier qu'Hippocrate la fait servir au diagnostic des inflammations sus-diaphragmatiques ; c'est une première exception à la manière dont il considère habituellement les symptômes ; j'aurai encore à signaler quelques passages de cette nature, qui cependant ne détruisent pas les idées générales que j'exposais tout à l'heure sur la direction que la pathologie avait reçue dans l'école de Cos.

§. 6. Les sueurs, les urines et les selles sont les trois sources les plus importantes de la science pronostique des anciens ; aussi Hippocrate s'arrête assez longuement aux signes qu'elles fournissent. Les observations modernes confirment ce qu'il dit de la valeur pronostique des sueurs. Je ne passerai pas sous silence la mention qu'il fait des *sudamina*, qu'il appelle *sueurs miliaires*, non plus que la distinction si importante, au point de vue pratique qu'il établit, entre les sueurs produites par la faiblesse et celles qui résultent de l'intensité de l'inflammation.

§. 7. Ce paragraphe est consacré à l'examen des signes fournis par l'abdomen, l'état de santé étant toujours pris comme terme de comparaison. Hippocrate parle longuement de tumeurs inflammatoires, de véritables abcès qui aboutissent quelquefois à l'extérieur, qui occupent l'hypocondre tout entier, ou qui siègent seulement dans l'hypocondre droit ou gauche, dans les régions ombilicale et épigastrique. J'avoue que je ne suis pas assez éclairé sur ce qu'Hippocrate entend par ces tumeurs, pour que je puisse les rapporter avec quelque sûreté à ce que nous connaissons actuellement des maladies de l'abdomen. Ce paragraphe est terminé par l'indication des caractères du bon et du mauvais pus, caractères qui sont restés acquis à la science. Ici finit pour Galien, pour Étienne, pour plusieurs éditeurs et commentateurs, la première partie du *Pronostic*.

§. 8. Hippocrate s'arrête un instant sur les hydropisies, qu'il étudie au point de vue de leur origine. Il en reconnaît deux espèces : celles qui viennent du foie, celles qui ont leur point de départ dans les lombes et les flancs. Il indique les caractères qui servaient alors à les distinguer. « Ces idées sur les hydropisies étaient généralement répandues chez les Grecs, disent les auteurs du Compendium de médecine-pratique (t. 4, page 598) ; et, quoique exprimées d'une manière un peu vague par Hippocrate, elles sont cependant fondées sur une connaissance exacte de la nature (11).

§. 9. Ce paragraphe est assez confus. L'auteur a voulu parler de la marche de la gangrène des extrémités, de sa valeur comme signe, mais sans indiquer à quel point de vue il se plaçait ; il avance en outre cette proposition regardée comme inintelligible par les uns, comme futile par les autres, à savoir que la noirceur complète des orteils et du pied présagent moins de danger que leur lividité. Voici à ce propos les réflexions très fondées de M. Littré : « La noirceur des parties annonce la gangrène, la formation du dépôt, un effort favorable de la nature et, si la mortification se borne, des chances de guérison ; la lividité des parties n'est pas un dépôt et peut être considérée comme une preuve de l'affaiblissement général du malade et un signe de très mauvais augure (12). »

§. 10. La valeur pronostique du sommeil est assez bien appréciée ; mais ce signe, comme tous les autres, est présenté d'une manière trop générale, on plutôt trop abstraite.

§. 11. Hippocrate s'occupe ici des selles. Il a consigné à cet égard de très bonnes observations, presque toutes confirmées par la médecine moderne, qui leur a donné une valeur bien plus grande en rapportant les modifications que présentent les selles à diverses altérations pathologiques locales ou générales qui tiennent ces modifications sous leur dépendance.

§. 12. Je dirai de même de l'urine. Du reste, je dois faire deux remarques : la première, c'est que l'importance accordée à l'inspection des urines est à peu près annulée par les recherches modernes et en particulier par celles de M. Rayer, dont on ne saurait récuser la compétence sur ce point. « Toutefois, ajoute ce savant pathologiste, malgré ces lacunes et malgré ces erreurs que je signale nettement parce qu'elles sont reproduites dans des milliers de volumes, les observations d'Hippocrate sur les urines offrent un véritable intérêt (13). » La seconde remarque, c'est que notre auteur a posé, à propos des urines, cette restriction importante, qu'il faut prendre garde de se laisser induire en erreur par l'aspect des urines ; car, si la vessie est malade, les urines peuvent avoir tous ces caractères, et alors elles ne sont plus l'indice de l'état de tout le corps, mais seulement de celui de la vessie. Hippocrate avait donc entrevu le rapport des symptômes avec l'état des organes ; mais il ne s'est pas emparé de ce principe si fécond, et il se hâte de passer outre, comme s'il craignait de s'égarer en recherchant les signes d'un organe en particulier plutôt que ceux de tout l'organisme.

§. 13. Je répéterai à propos du vomissement ce que j'ai déjà dit bien souvent dans cette introduction, à savoir que ce symptôme étant considéré d'une manière abstraite, n'a qu'une valeur très secondaire.

§. 14 â 13 et 19 -initio. Hippocrate avait une connaissance toute spéciale des affections de poitrine ; il en parle en observateur éclairé et exercé. Aussi tout ce qu'il a édit sur ce sujet mérite la plus grande attention et n'a rien perdu de son importance et même de son utilité malgré les travaux récents. Il parle successivement de l'expectoration, des signes fournis par l'habitude extérieure chez ceux qui sont affectés de péripneumonies, du diagnostic local et général de l'empyème, de la marche et de la terminaison de cette affection et des dépôts critiques dans les maladies de poitrine. Il a distingué la pleurésie, la pneumonie ; il les a souvent réunies et étudiées sous le nom de péripneumonie ; il a connu l'épanchement pleurétique simple et l'empyème proprement dite ; seulement il ne les a pas assez distingués l'un de l'autre ; il a très bien décrit la phtisie, mais il a confondu les vomiques ou seulement une expectoration abondante avec les véritables empyèmes. Toutefois, je ne serais pas éloigné de croire que cette confusion n'est pas toujours réelle, et qu'il a eu probablement affaire dans certains cas, et peut-être souvent, à de véritables gangrènes du poumon, lesquelles sont accompagnées d'épanchements pleurétiques qui se font jour à travers les bronches à l'aide des larges communications établies par les progrès de la gangrène entre le. sac pleural et le poumon. C'est ce que j'ai constaté sur plusieurs cadavres à l'hôpital de Dijon.

§. 19. La fin de ce paragraphe, qui termine la deuxième partie du *Pronostic*, est consacrée à quelques observations sur le danger imminent des maladies de vessie.

§. 20. Je transcris ici les réflexions que M. Littré a faites sur ce qui est dit des crises dans le *Pronostic*, et je reprendrai ailleurs l'exposition de la doctrine d'Hippocrate et de ses successeurs sur ce point. « Il est, dans le *Pronostic*, perpétuellement question des crises et des jours critiques ; Hippocrate leur attribue une généralité que les observations modernes n'ont pas confirmée. Cependant on trouve certains cas où une crise manifeste détermine la solution de la maladie : cela est établi d'une manière incontestable par des observations précises, il résulterait de là, que, parmi les a maladies, les unes n'ont aucune crise apparente, et c'est le plus grand nombre chez nous (14), et que les autres sont terminées par un véritable mouvement critique. Ce serait donc aujourd'hui un important sujet d'étude que de tâcher de faire le départ entre les maladies critiques et les maladies acritiques, et de signaler les a circonstances qui appartiennent aux unes et aux autres (15). »

§. 21. Il est probable que l'auteur a parlé ici de la fièvre cérébrale ou méningite. Ce qu'il en dit est fort confus, ainsi que Galien le remarque. (*Com. III, in Prog.*, texte 11.)

§. 22. Observations pratiques et pronostiques sur l'otite aiguë.

§. 23. Les maladies du pharynx, et en particulier l'angine ou esquinancie, ont beaucoup occupé l'école de Cos. Hippocrate s'y arrête longuement, et il signale le danger de la rétrocession sur le poumon, de l'érysipèle qui apparaît quelquefois au cou et sur la poitrine dans les inflammations de la gorge, érysipèle qu'il regarde comme un signe avantageux: En parlant de l'amygdalite gangreneuse, il donne le précepte très sage d'employer les purgatifs avant d'en venir à une opération sanglante.

§. 24. Hippocrate revient sur les crises, et plus spécialement sur celles qui se font par les dépôts. Je parlerai ailleurs des dépôts.

§. 25. Dans ce paragraphe, qui est une espèce d'épilogue, de péroraison, Hippocrate résume sa doctrine par quelques principes généraux et entre autres par celui-ci : qu'il faut pour bien apprécier les signes savoir comparer leur valeur réciproque. Ce principe est très important et complète, avec les deux autres que j'ai indiqués au §. 2e, tout le côté dogmatique de la prognose.

INTRODUCTION

Le Pronostic se termine par la phrase suivante, qui résume complètement le système médical que ce traité représente. « Ne demandez, dit l'auteur, le nom d'aucune maladie qui ne se trouve pas inscrit dans ce livre, car toutes celles qui se jugent dans les périodes que j'ai marquées plus haut, vous les reconnaîtrez aux mêmes signes. » Ainsi, sauf quelques-unes qu'il nomme, les maladies aiguës n'ont pas de symptômes particuliers ; elles n'ont que des symptômes généraux qui leur sont communs, ou plutôt il ne reconnaît pas de symptômes, mais seulement des signes qui sont communs à toutes, et dont l'étude doit servir à faire juger toutes choses, ainsi qu'il le dit lui-même un peu plus haut. Il se gardera bien de multiplier les noms et les espèces de maladies, à l'exemple des médecins cnidiens, ainsi qu'il leur reproche au début du traité intitulé : du *Régime dans les maladies aiguës*. En somme, le *Pronostic* n'est pas seulement un traité de pathologie générale, un livre de séméiologie, comme nous l'entendons, puisqu'on y trouve la description, le diagnostic local et le traitement de quelques affections particulières: ce n'est pas non plus un traité de pathologie spéciale, puisque le diagnostic de l'état général, puisque l'étude de la communauté des maladies aiguës, puisque surtout ta recherche de l'avenir y tiennent le premier rang ; ou plutôt il ne faut pas chercher à faire rentrer ce traité dans nos divisions classiques, mais le regarder comme l'expression d'un système médical tout particulier et entièrement opposé à celui qui gouverne actuellement la science. Étienne (16) déclare qu'il n'y a qu'une voix sur l'authenticité du *Pronostic*, et qu'il doit être attribué sans hésiter à Hippocrate, fils d'Héraclide, c'est-à-dire au grand Hippocrate. Il a joui dans l'antiquité de la plus grande réputation; c'est le premier livre d'Hippocrate dont la critique ancienne se soit occupée, et tous les médecins grecs et latins se sont plus à confirmer les doctrines qui y sont contenues. Hérophile a commenté cet écrit ; Galien censure même ses interprétations et craint qu'on ne l'accuse d'avoir perdu son temps à les examiner (17). Xénocrite et Philinus de Cos se sont occupés de l'explication des mots obscurs qui sont dans ce traité. Nicandre de Colophon l'a paraphrasé en vers hexamètres. Caelius Aurelianus (18) attribue aussi ce livre à Hippocrate. Érotien range le Pronostic le premier parmi les livres de séméiologie ; Galien

(19) dit que le *Pronostic*, comme les *Aphorismes*, est bien l'œuvre d'Hippocrate, fils d'Héraclide. Aetius d'Amide (20) dit que le médecin doit connaître le *Pronostic*, les autres écrits d'Hippocrate et les oeuvres de la nature. Tous les commentateurs modernes ont confirmé la croyance des commentateurs anciens (21). Mais quand les témoignages de toute l'antiquité et des temps modernes ne s'élèveraient pas en faveur de la légitimité du *Pronostic*, le goût serait assurément ici un guide presque aussi fidèle que la plus profonde érudition. « L'importance de la matière, l'ordre, la déduction, celle lucidité de la parole, qui unit de la concision et qui ne s'interpose entre nous et les phénomènes que pour leur donner à nos yeux plus d'évidence; tout y respire cette raison sûre, prompte, élevée, pénétrante qui a écrit les *Aphorismes* et le livre de *l'Air, des Eaux et des Lieux* : c'est la même touche et le même esprit ; c'est le même art de tout voir et de tout abréger ; ainsi les suffrages du goût les témoignages de l'histoire, ceux de la nature, que l'on recueille au lit des malades, tout se déclare en faveur du traité sur le *Pronostic*. » Je n'ai qu'une réflexion à ajouter à ces paroles de l'éloquent secrétaire perpétuel de l'Académie de médecine, c'est qu'Hippocrate ne doit qu'à son génie et à sa pratique éclairée les observations qu'il a consignées dans le *Pronostic*. Je ne saurais admettre en effet qu'un écrit qui tire son origine d'une pensée toute systématique, qu'un livre qui représente toute une grande doctrine, ait pu être créé par la seule réunion de quelques passages empruntés aux *Prénotions de Cos*. Évidemment ce n'est pas ainsi que se forment les traités dogmatiques ; ce sont eux au contraire qui donnent naissance à des compilations telles que sont les *Prénotions de Cos*.

LE PRONOSTIC.

1. Il me semble qu'il est très bon pour un médecin de s'appliquer au pronostic. Connaissant d'avance et indiquant près des malades les phénomènes passés, présents et à venir, énumérant toutes les circonstances qui leur échappent, il leur persuadera qu'il connaît mieux qu'un autre tout ce qui les regarde ; en sorte qu'ils ne craindront pas de s'abandonner à lui. Il dirigera d'autant mieux le traitement qu'il saura prévoir les événements futurs d'après les phénomènes présents. Il est impossible de rendre la santé à tous

les malades, et cela vaudrait certainement mieux que de prévoir l'avenir ; mais comme les hommes périssent, les uns terrassés tout à coup par la violence du mal, avant d'avoir appelé le médecin, les autres presque aussitôt qu'ils l'ont fait venir, ceux-ci un jour après, ceux-là après un peu plus de temps, mais toujours avant qu'il lui ait été possible de combattre avec les moyens de l'art chaque maladie, il faut qu'il sache reconnaître la nature de ces affections et jusqu'à quel point elles dépassent les forces de l'organisme, et s'il n'y a point en elles quelque chose de divin, car ceci éclaire le pronostic. Un tel médecin sera justement admiré et excellera dans son art ; mieux que tout autre il saura préserver de la mort les malades susceptibles de guérison, en se précautionnant plus longtemps à l'avance contre chaque événement ; prévoyant et pronostiquant ceux qui doivent guérir et ceux qui doivent mourir, il sera exempt de reproche.
2. Le médecin observera ce qui suit dans les maladies aiguës : il examinera d'abord si le visage du malade ressemble à celui des gens en santé, et surtout s'il est tel qu'il était avant la maladie ; s'il est tel, c'est très bon ; s'il est très différent, c'est très redoutable. Voici quel est le visage redoutable : nez effilé, yeux enfoncés, tempes affaissées, oreilles froides, contractées, lobes des oreilles contournés ; peau du front dure, tendue et sèche ; couleur de tout le visage jaune verdâtre, ou brun-noir, livide ou plombé. (Coaq. 212, 492.) - Si le visage est tel dès le début de la maladie, sans qu'on puisse par d'autres signes expliquer ce changement, il faut demander au malade s'il n'est pas épuisé par des veilles, ou par une diarrhée liquide et abondante, s'il n'a pas souffert de la faim : s'il avoue s'être trouvé dans quelqu'une de ces circonstances, on doit juger le danger moins grand. Cette altération du visage disparaît dans l'espace d'un jour et d'une nuit, quand elle provient de telles causes ; mais si le malade assure qu'aucune n'a eu lieu, et si sa physionomie ne reprend pas son expression habituelle dans l'espace de temps indiqué, on ne doit plus douter qu'il n'approche de sa fin. - Mais la maladie étant plus avancée, au troisième ou quatrième jour, par exemple, si le visage reste ainsi décomposé, il faut d'abord faire aux malades les questions mentionnées plus haut, et de plus considérer les autres signes qu'offrent l'ensemble du visage, le reste du corps et les yeux. - Si les yeux fuient la lumière, s'il en coule des larmes involontaires, s'ils sont divergents, si l'un

devient plus petit que l'autre, si le blanc devient rouge, s'il est parsemé de petites veines livides ou noires, si le tour de la prunelle se couvre d'une humeur gluante, s'ils sont très agités, s'ils sont saillants hors de l'orbite, ou s'ils y sont très enfoncés, si les prunelles sont ternes et privées de leur éclat, si la couleur de tout le visage est changée, il faut regarder tous ces signes comme dangereux et même mortels. - On doit aussi faire attention à ce que l'on entrevoit du globe de l'œil pendant le sommeil ; car si une certaine étendue du blanc apparaît à travers les paupières entr'ouvertes sans que ce soit par suite d'une diarrhée, d'une purgation, ou d'une habitude naturelle, c'est un signe fâcheux et certainement mortel, Il faut savoir que la courbure ou la contraction, la teinte jaune ou la lividité des paupières, des lèvres et du nez, réunies à quelques autres signes fâcheux, sont les avant-coureurs d'une mort prochaine. - C'est encore un signe de mort, que les lèvres soient relâchées, pendantes, froides et blanches. (Coaq. 218.) 3. Il convient que le médecin surprenne le malade couché sur le côté droit ou gauche, le bras, le cou et les extrémités inférieures légèrement fléchies, et tout le corps souple. Telle est en général la position que les gens bien portants prennent dans leur lit, et la meilleure [pour les malades] est la position qui se rapproche le plus de celle qui est propre à l'état de santé. -Trouver le malade couché sur le dos, avec les bras, le cou et les extrémités inférieures étendus, est moins avantageux ; mais s'il s'affaisse dans son lit et s'il coule aux pieds, c'est encore plus dangereux. Le trouver les pieds découverts, nus et peu chauds, les bras et les jambes également découverts et dans une situation irrégulière, c'est mauvais, car cela indique une grande agitation. - C'est aussi un présage de mort que le malade dorme toujours la bouche entr'ouverte, et que couché sur le dos il ait les jambes extrêmement fléchies et écartées. Dormir sur le ventre lorsqu'on n'en a pas l'habitude dans l'état de santé, annonce ou du délire ou de la douleur dans les régions de l'abdomen. - C'est funeste dans toutes les maladies, mais c'est surtout très mauvais dans les péripneumonies, que le malade veuille se tenir assis. (Coaq. 497.) Grincer des dents dans les fièvres, quand ce n'est pas une habitude d'enfance, est un signe de délire violent et de mort probable ; mais si le malade a du délire en même temps qu'il grince des dents, c'est un symptôme immédiatement pernicieux. (Coaq. 235.) Cependant il faut savoir prédire le danger qui doit résulter de ces deux choses. Il faut observer s'il existait un ulcère avant la maladie, ou s'il en survient un pendant son cours ; car si le malade doit périr, avant la mort l'ulcère devient livide et sec, ou jaune verdâtre et sec. (Coaq. 496.)

4. Voici ce que je sais sur les mouvements des mains dans toutes les fièvres aiguës, dans les péripneumonies, les phrénitis, les céphalalgies, porter les mains à son visage, chercher dans le vide, avoir de la carphologie, arracher les bords des couvertures, détacher des paillettes de la muraille, doit être regardé comme autant de signes mauvais et avant-coureurs d'une mort probable. (Coaq. 76.)
5. La respiration fréquente indique un travail morbide ou une inflammation dans les régions sus-diaphragmatiques. - La respiration grande et rare annonce le délire. L'air expiré froid par les narines et par la bouche, est un signe de danger immédiat. - Il faut savoir que la respiration facile exerce une puissante influence sur la guérison de toutes les maladies aiguës qui sont accompagnées de fièvre et qui se jugent en quarante jours. (Coaq. 260.)
6. Les sueurs sont très favorables, dans toutes les maladies aiguës, toutes les fois qu'elles paraissent un jour critique, et qu'elles dissipent entièrement la fièvre. - Sont bonnes aussi les sueurs répandues sur tout le corps, et à la suite desquelles le malade supporte mieux son mal. - Toute sueur qui ne procure aucun de ces avantages, n'est pas profitable. Sont très mauvaises les sueurs froides et bornées à la tête, au visage et au cou ; elles présagent la mort dans les fièvres aiguës, et dans les fièvres moins vives la longueur de la maladie. (Coaq. 572, 573.) - Sont aussi très mauvaises les sueurs qui se répandent sur tout le corps et qui sont semblables à celles de la tête - Les sueurs miliaires et qui s'établissent seulement au cou sont funestes ; celles qui forment des gouttelettes et de la vapeur sont bonnes. - Il faut examiner le caractère général des sueurs : les unes naissent de la faiblesse du corps, les autres de la tension inflammatoire.

7. L'hypocondre est en très bon état s'il est indolent, souple et égal à droite et à gauche ; s'il est enflammé, douloureux, tendu, si le côté droit ne présente pas les mêmes phénomènes que ceux du côté gauche, il faut que le médecin soit en garde contre tous ces symptômes. (Coaq. 279.) - S'il existe une pulsation profonde dans l'hypocondre, c'est le présage d'un trouble général ou de délire ;

mais chez ces malades il faut observer les yeux : si les prunelles sont continuellement agitées, il faut s'attendre qu'ils seront près de manie. (Coaq. 282.) - Une tumeur dure et douloureuse dans l'hypocondre est très mauvaise ; si elle en occupe toute l'étendue : mais quand elle est bornée à un seul côté, c'est à gauche qu'elle est le moins redoutable. Ces tumeurs apparaissant au début des maladies annoncent que la mort est proche. Si la fièvre subsiste plus de vingt jours sans que la tumeur s'affaisse, elle passe à la suppuration. Chez ces malades il survient dans la première période un flux de sang par le nez, et il les soulage notablement. Mais il faut leur demander s'ils ressentent des douleurs de tête ou si la vue se trouble, car si l'un de ces signes existe, la fluxion est de ce côté. C'est surtout chez les jeunes gens au-dessous de trente-cinq ans qu'il faut s'attendre à ces hémorragies ; chez les vieillards, c'est à la suppuration de la tumeur. (Coaq. 280.) - Les tumeurs molles, indolentes, qui cèdent à la pression du doigt, se jugent plus lentement, et sont moins dangereuses que les premières. Mais s'il se passe soixante jours sans que la fièvre tombe et sans que la tumeur s'affaisse, c'est un signe qu'il s'y formera de la suppuration. Il en est ainsi pour les tumeurs qui siégent dans le reste du ventre. Ainsi toute tumeur douloureuse, dure, volumineuse, annonce un danger de mort prochaine ; et toute tumeur molle, indolente, cédant à la pression du doigt, persiste plus longtemps que les premières. - Les tumeurs de la région épigastrique arrivent plus rarement à suppuration que celles des hypocondres, mais celles qui sont au-dessous du nombril suppurent moins souvent encore. Il faut surtout, dans ce cas, s'attendre, à une hémorragie des parties supérieures. - Il faut soupçonner la suppuration de toutes les tumeurs qui persistent longtemps dans ces régions. - On jugera ainsi qu'il suit de ces aposthèmes internes tous ceux qui se portent en dehors sont favorables s'ils sont médiocres, saillants et terminés en pointe ; ceux qui sont volumineux, aplatis et qui ne se terminent pas en pointe, sont très mauvais. De tous les aposthèmes qui s'ouvrent à l'intérieur, les plus favorables sont ceux qui ne communiquent pas avec l'extérieur, qui sont circonscrits, indolents, et qui n'altèrent pas la couleur des téguments. (Coaq. 281.) - Le pus est très bon quand il est blanc, d'une consistance égale, uniforme, et sans aucune mauvaise odeur : celui qui a les qualités opposées est très mauvais.

8. Les hydropisies qui naissent de maladies aiguës sont toutes mauvaises ; elles ne délivrent pas de la fièvre, sont très douloureuses et même mortelles ; elles ont pour la plupart leur principe dans les cavités iliaques dans la région lombaire, ou dans le foie. - Chez ceux dont l'hydropisie a son point de départ dans les régions lombaires et iliaques, les pieds enflent, il survient des diarrhées rebelles qui ne font pas cesser les douleurs des flancs et des lombes, et qui n'amollissent pas le ventre. - Toutes les fois qu'elles tirent leur origine du foie, il y a de la toux et des envies continuelles de tousser sans expectoration notable, les pieds enflent, le ventre est resserré, et le malade ne rend que quelques excréments durs, et encore par l'action des remèdes; il se forme dans le ventre, tantôt à droite, tantôt à gauche, des tumeurs qui s'élèvent et s'affaissent alternativement. (Coaq. 452.)

9. Avoir la tête, les bras et les pieds froids, quand le ventre et la poitrine sont chauds, c'est mauvais ; il est au contraire très bon que tout le corps ait une chaleur et une souplesse uniformes. (Coaq. 492.) - Un malade doit se retourner facilement dans son lit, et se sentir léger quand il veut se soulever ; s'il éprouve de la pesanteur dans tout le corps, dans les pieds et dans les mains, il y a plus de danger. Si à ce sentiment de pesanteur se joint la lividité des ongles et des doigts, la mort est imminente. - La couleur complètement noire des pieds et des mains est moins formidable que leur lividité. Cependant il faut, dans ce cas, recourir à d'autres signes. En effet, si le malade ne paraît pas accablé par son mal, si quelque signe de salut se réunit aux autres, on peut espérer que la maladie se terminera par la suppuration, que le malade en réchappera et que les parties noires se détacheront. (Coaq. 493.) -- La rétraction des testicules et des parties de la génération indique un violent travail morbide, et une mort probable. (Coaq. 494.)

10. Pour ce qui est du sommeil, les malades doivent, comme c'est la coutume en santé, dormir la nuit et veiller le jour. Le danger n'est pas très grand quand le sommeil ne se prolonge pas au delà de la troisième partie du jour. Passé ce temps, le sommeil est funeste ; mais il est très mauvais de ne dormir ni jour ni nuit : car on peut inférer de ce symptôme, ou que l'insomnie est la suite de la douleur et d'un travail morbide, ou qu'il y aura du délire. (Coaq. 497 in fine.)

11. Les selles sont très bonnes si elles sont molles, consistantes, si elles arrivent à l'heure habituelle dans l'état de santé, et si elles sont proportionnées à la quantité d'aliments. Des selles de cette nature indiquent que le ventre inférieur est sain. (Coaq. 604 initio.) - Quand les selles sont liquides, il est bon qu'elles aient lieu sans gargouillements, qu'elles soient peu rapprochées et peu abondantes ; car, d'une part, fatigué par des envies continuelles d'aller à la garde-robe, le malade serait privé de sommeil, et de l'autre, s'il rendait souvent des matières abondantes, il serait en danger de tomber en lypothimie (30). (Coaq. 609.) - Il faut, en proportion de la quantité d'aliments, aller à la selle deux ou trois fois le jour, une fois seulement la nuit, et plus copieusement le matin, comme c'est l'habitude en bonne santé. Les selles doivent s'épaissir à mesure que la maladie approche de la crise. Il faut encore qu'elles soient modérément rousses, et qu'elles n'aient pas une trop mauvaise odeur. - Il est avantageux de rendre des lombrics avec les selles, quand la maladie approche de la crise. (Coaq. 604 in fine.) - Dans quelque maladie que ce soit, le ventre doit être souple et d'un volume convenable. - Des évacuations de matières liquides comme de l'eau, ou blanches, ou verdâtres, ou d'un rouge foncé, ou écumeuses, sont toutes funestes. - Sont encore mauvais les excréments petits, gluants et blancs, et ceux qui sont verdâtres et liés. Ils sont encore plus funestes s'ils sont noirs, ou gras, ou livides, ou érugineux ou fétides. -Les selles variées annoncent que la maladie se prolongera, mais elles ne sont pas moins pernicieuses. Elles sont composées de matières semblables à des raclures, de matières bilieuses, porracées, noires, qui sortent tantôt ensemble, tantôt séparément. (Coaq. 604, 631.) - Il est bon que les vents s'échappent sans bruit et sans explosion. Cependant il vaut mieux qu'ils s'échappent avec bruit que d'être retenus. Quand ils sortent avec bruit, c'est le signe d'un travail morbide ou de délire, à moins que le malade ne les lâche ainsi volontairement. (Coaq. 495.) Un borborygme formé dans l'hypocondre dissipe les douleurs et les gonflements récents et non inflammatoires de cette région, surtout s'il s'échappe avec des matières fécales, des urines ou des vents. S'il n'en est pas ainsi, le borborygme soulage par cela seul qu'il traverse l'hypocondre ; il soulage encore quand il roule vers le bas-ventre. (Coaq. 281 in fine.)

12. L'urine est très bonne, lorsqu'elle dépose pendant tout le cours de la maladie, jusqu'à ce qu'elle soit jugée, un sédiment blanc, homogène et uniforme. Elle présage l'absence du danger et une guérison prochaine. Mais si l'urine ne reste pas toujours dans le même état, si tantôt elle coule limpide, si tantôt elle dépose un sédiment blanc et homogène, la maladie sera plus longue et moins exempte de dangers. Si l'urine est rougeâtre, si le sédiment est de même couleur et homogène, la maladie sera plus longue que dans le cas précédent, mais la guérison beaucoup plus assurée. (Coaq. 575.) - Dans ces urines un sédiment semblable à de la grosse farine d'orge est funeste, celui qui ressemble à des écailles est plus mauvais. Le sédiment blanc et ténu est très suspect, mais celui qui ressemble à du son est encore plus mauvais. (Coaq. 578.) - Les nuages suspendus dans les urines sont bons s'ils sont blancs, sont suspects s'ils sont noirs. - Tant que l'urine reste citrine et ténue, c'est un signe que la maladie est encore à l'état de crudité ; si l'urine reste longtemps telle, il est à craindre que le malade ne puisse résister, jusqu'à ce que la maladie arrive à coction. - Les urines les plus funestes sont les urines fétides et aqueuses, les noires et épaisses. Chez les hommes et chez les femmes les urines noires sont très mauvaises ; chez les enfants ce sont les aqueuses. (Coaq. 580.) Si, concurremment avec des signes favorables, les malades rendent pendant longtemps des urines ténues et crues, on doit s'attendre à un dépôt dans les régions sous-diaphragmatiques. - On doit se défier des substances grasses semblables à des toiles d'araignées qui nagent sur les urines, car c'est un indice de colliquation. (Coaq. 582.) - Il faut examiner dans les urines qui présentent des nuages, si ces nuages se portent vers la partie supérieure ou inférieure ; s'ils se précipitent avec les couleurs indiquées, ils doivent être réputés de bon augure, et il faut s'en féliciter ; si, au contraire, ils gagnent le haut avec ces mêmes couleurs, ils sont d'un mauvais augure, et il faut s'en méfier. (Coaq. 577.) -Mais prenez garde de vous laisser induire en erreur, car si la vessie est malade, les urines peuvent avoir tous ces caractères. Alors elles ne sont plus l'indice de l'état de tout le corps, mais seulement de celui de la vessie.
13. Le vomissement le plus avantageux est celui qui est composé de phlegme et de bile, mélangés le plus exactement possible ; car moins les matières sont mélangées dans les vomissements, plus ils

sont funestes. Les matières vomies ne doivent être ni fort épaisses, ni fort abondantes. Si les matières sont porracées, livides ou noires, que ce soit l'une ou l'autre de ces couleurs qui domine, il faut regarder ce vomissement comme funeste. Mais si le même malade vomit à la fois des matières de toutes ces couleurs, le cas est très grave. La couleur livide et la fétidité extrême des vomissements annoncent une mort prochaine. Toute odeur fétide et putride est funeste dans tout vomissement. (Coaq. 556.)

14. Dans toutes les maladies du poumon et des parois de la poitrine, il faut que l'expectoration se fasse de bonne heure et avec facilité ; et la partie fauve doit être exactement mélangée dans le crachat ; car si le malade, longtemps seulement après l'invasion de la douleur, expectore des crachats fauves ou roux qui provoquent une forte toux, et dans lesquels [ces couleurs] ne sont pas exactement mélangées à d'autres, le cas devient plus grave ; car un crachat d'un fauve pur est dangereux ; mais un crachat blanc, visqueux et arrondi est insignifiant. Sont encore mauvais les crachats d'un vert très foncé et ceux qui sont écumeux ; si les crachats sont si purs qu'ils paraissent noirs, ils sont encore plus dangereux que ceux-ci. (Coaq.390.) - Il est mauvais qu'il ne se fasse aucune expectoration, que le poumon n'expulse rien, qu'au contraire il se remplisse, et qu'il se produise ainsi un bouillonnement dans la trachée. - Quand le coryza et l'éternuement se montrent comme prodrome ou comme épiphénomène dans les maladies du poumon, c'est mauvais ; mais dans toutes les autres maladies, même les plus dangereuses, l'éternuement est utile. (Coaq. 399.) Dans la péripneumonie, les crachats fauves et mêlés d'un peu de sang sont salutaires s'ils sont expectorés au début de la maladie, et soulagent même grandement. Après le premier septenaire et plus tard, ils sont moins avantageux. (Coaq. 390 in medio.). Toute expectoration qui ne calme pas la douleur est funeste. Mais les crachats les plus pernicieux sont les noirs, comme il a été dit. Ceux qui calment la douleur sont les meilleurs de tous. (Coaq. 391.)
15. Il faut savoir que toutes les douleurs de poitrine qui ne cèdent ni à une expectoration abondante, ni à un flux de ventre, ni aux saignées, ni au régime, ni aux purgatifs, amèneront la suppuration. (Coaq. 394.). De toutes les collections purulentes, celles qui se rompent quand l'expectoration est encore bilieuse sont les plus

funestes, que les crachats bilieux soient rejetés séparément ou mêlés avec le pus. Le danger est encore plus grand si l'empyème commence à se vider avec de tels crachats, quand la maladie est au septième jour. Il est à craindre que celui qui rend de pareils crachats ne périsse le quatorzième jour, s'il ne lui survient aucun symptôme favorable. (Coaq. 392.). Les symptômes favorables sont les suivants : tolérance du mal, respiration libre, disparition de la douleur, expectoration facile, chaleur et souplesse uniformes de tout le corps, absence de la soif ; selles, urines, sommeil et sueurs avec les caractères décrits comme avantageux. Quand tous ces signes sont réunis, le malade ne mourra certainement pas ; mais si les uns se rencontrent sans les autres, il est à craindre que le malade ne vive pas au delà du quatorzième jour. - Sont mauvais les symptômes opposés, que voici : accablement sous le poids du mal, respiration élevée et fréquente, persistance de la douleur, expectoration difficile, soif inextinguible, chaleur inégale du corps (le ventre et la poitrine étant extrêmement chauds, le front, les pieds et les mains restant froids) ; urines, selles, sommeil et sueurs avec les caractères décrits comme pernicieux. Si quelqu'un de ces signes se réunit à cette espèce de crachats, le malade périra avant le quatorzième jour, le neuvième ou le onzième. On établira donc ses conjectures en se fondant sur ce que l'expectoration dont il s'agit est le plus souvent mortelle, et qu'elle fait périr les malades avant le quatorzième jour. Il faut, pour énoncer son pronostic, peser la valeur des bons et des mauvais signes ; c'est ainsi qu'on s'écartera le moins de la vérité. (Coaq. 393.) - Quant aux autres collections purulentes, les unes s'ouvrent le vingtième, les autres le trentième, quelques-unes le quarantième jour : il y en a même qui vont jusqu'au soixantième.

16. On reconnaîtra le commencement de l'empyème en calculant qu'il date du jour où le malade a eu pour la première fois un accès de fièvre, si toutefois il a été pris d'un frisson, et s'il dit qu'à la place de la douleur il a éprouvé un sentiment de pesanteur là où il souffrait d'abord; car ces symptômes apparaissent au début des empyèmes. (Coaq. 402 in medio.) Il faut donc, d'après cette supputation des temps, compter que la rupture des empyèmes aura lieu aux époques indiquées ci-dessus. - Pour s'assurer si la suppuration est bornée à un seul côté, le médecin fera retourner

le malade, et s'informera s'il ne ressent pas de la douleur dans l'un des côtés de la poitrine ; si l'un des côtés est plus chaud que l'autre, il fera coucher le malade sur celui qui est sain, et lui demandera s'il n'éprouve pas la sensation d'un poids qui presse d'en haut , car s'il en est ainsi, l'empyème existe dans le côté d'où le poids se fait sentir. (Coaq. 428.)

17. On reconnaîtra les empyématiques quels qu'ils soient, aux signes suivants : d'abord la fièvre ne les quitte pas; seulement, rémittente le jour, elle redouble la nuit ; il survient des sueurs abondantes, des envies continuelles de tousser, sans expectoration notable ; les yeux sont enfoncés dans l'orbite; les pommettes sont rouges, les ongles se recourbent, les doigts sont brûlants surtout à leur extrémité, les pieds s'oedématient, l'appétit est nul, le corps se recouvre de phlyctènes. Tout empyème qui date de longtemps, présente ces signes auxquels il faut accorder une très grande confiance. - Tout empyème de formation récente se reconnaît à ces signes s'il s'y joint quelqu'un de ceux qui marquent le début de la suppuration, et si le malade éprouve une plus grande difficulté de respirer. (Coaq. 402 initio.). - A l'aide des signes suivants on reconnaîtra les empyèmes qui s'ouvriront promptement et ceux dont l'éruption sera plus tardive : s'il existe, dès le début, de la souffrance, de la dyspnée, de la toux, avec un ptyalisme continuel, il faut s'attendre à la rupture dans les vingt jours et même avant. Mais si la souffrance est peu marquée, si l'ensemble des autres symptômes est en proportion, il faut attendre une rupture plus tardive ; toutefois la souffrance, le ptyalisme et la dyspnée précèdent forcément l'évacuation du pus. (Coaq. 402 in medio.) -- Ceux-là surtout seront sauvés qui sont délivrés de la fièvre dès le jour même de la rupture de l'empyème, qui reprennent promptement appétit, qui ne sont plus tourmentés par la soif, qui ont des selles médiocres et liées, qui expectorent sans douleur et sans effort de toux un pus blanc, lié, de couleur uniforme, sans mélange de phlegme. Ces signes, ou tout au moins ceux qui s'en rapprochent le plus, sont très favorables, ils apportent un prompt soulagement. Mais ils sont voués à la mort, ceux que la fièvre ne quitte pas, ou qu'elle semble ne quitter que pour se rallumer avec une nouvelle violence, qui sont tourmentés de la soif, et qui n'éprouvent aucun appétit, qui ont une diarrhée liquide, qui expectorent un pus

verdâtre, brun, phlegmatique (séreux) et écumeux: quand tous ces signes se réunissent, le malade est perdu. Mais quand les uns se rencontrent et que les autres manquent, les malades ou meurent, ou guérissent après un temps fort long. Il faut, dans ces maladies, comme dans toutes les autres, tirer son pronostic de tous les signes rationnels qui existent. (Coaq. 402 in fine.)

18. Tous les malades, chez lesquels par suite d'une péripneumonie, il survient auprès des oreilles des dépôts qui suppurent, ou aux parties inférieures des dépôts qui deviennent fistuleux, sont sauvés. - Voici ce qu'il faut considérer à cet égard : si la fièvre est continue, si la douleur ne se modère pas, si la quantité de crachats n'est pas convenable, si les selles ne deviennent pas bilieuses, si elles sont fluides et sans mélange, si l'urine n'est ni fort épaisse ni fort abondante, si elle ne dépose pas un sédiment considérable, si en même temps le malade est protégé par les autres signes, il faut s'attendre à ces sortes de dépôts. - Ils se forment dans les parties inférieures, chez les individus qui ressentent de la chaleur dans les hypocondres. Ils se forment au contraire dans les parties supérieures chez ceux qui, conservant l'hypocondre souple et indolent, éprouvent pendant quelque temps une dyspnée qui se dissipe sans cause évidente. (Coaq. 395.) - Les dépôts qui se forment aux jambes dans les péripneumonies violentes et même dangereuses sont tous avantageux ; ils sont très favorables s'ils paraissent quand les crachats se modifient, car si la tumeur et la douleur se montrent lorsque les crachats deviennent purulents, de fauves qu'ils étaient, et qu'ils sortent [abondamment et facilement], le malade réchappera, et la tumeur se résoudra très promptement et sans douleur ; mais si l'expectoration se fait avec peine, si l'urine ne dépose pas un sédiment favorable, il est à craindre que l'articulation [siège du dépôt] ne perde ses mouvements, ou que la guérison ne soit une source d'embarras. - Si les dépôts disparaissent et rétrocèdent quand l'expectoration ne se fait pas, et que la fièvre persiste, c'est redoutable, car il y a danger que le malade ne délire et qu'il ne succombe. (Coaq. 396). - Les personnes âgées meurent surtout des empyèmes qui naissent des péripneumonies ; les jeunes gens meurent plutôt des autres espèces de suppurations. (Coaq. 431.) - Quand on ouvre un empyème par le fer ou par le feu, si le pus sort pur, blanc et sans mauvaise odeur, le malade est

sauvé ; mais s'il sort bourbeux et sanguinolent, le malade est perdu. (Coaq. 410.)

19. Les douleurs avec fièvre qui occupent les lombes et les parties inférieures, si elles quittent ces parties pour rétrocéder vers le diaphragme, sont très pernicieuses. Il faut donc prendre en considération les autres signes, car s'il se manifeste quelqu'un de ceux qui sont mauvais, le malade est perdu. Mais quand cette métastase se fait vers le diaphragme sans qu'il se montre aucun signe fâcheux, il y a tout lieu d'attendre un empyème. (Coaq. 408.) La tension inflammatoire et les douleurs de vessie sont tout à fait redoutables et même pernicieuses : elles sont plus pernicieuses encore quand elles sont accompagnées de fièvre continue. En effet les maladies de la vessie suffisent à elles seules pour donner la mort. Pendant toute leur durée, le malade est constipé, il ne rend que quelques excréments durs et à l'aide de remèdes. Un écoulement d'urines purulentes avec un sédiment blanc et lisse, dissipe ces maladies. S'il ne s'échappe pas une goutte d'urine, si la douleur ne se calme pas, si la vessie ne s'assouplit pas, si la fièvre persiste, il faut s'attendre à perdre le sujet dans la première période de la maladie : cette forme de l'affection attaque principalement les enfants depuis l'âge de sept ans jusqu'à quinze. (Coaq. 474.)

20. Les fièvres se jugent, dans les jours qui sont numériquement les mêmes que ceux dans lesquels, les malades réchappent ou succombent. - Les fièvres les plus bénignes et qui marchent avec les symptômes les plus favorables, se terminent, en effet, en quatre jours ou plus tôt; celles du plus mauvais caractère et qui marchent avec les symptômes les plus effrayants, donnent la mort le quatrième jour ou avant. Tel est le terme de la première période des fièvres. La seconde se prolonge jusqu'au septième jour, la troisième jusqu'au onzième, la quatrième jusqu'au quatorzième, la cinquième jusqu'au dix-septième, la sixième jusqu'au vingtième. Ainsi, dans les maladies très aiguës, les périodes de quatre jours s'ajoutent successivement jusqu'au vingtième ; mais il est impossible de compter exactement ces périodes par des jours entiers, car les mois et l'année même ne peuvent se compter par des jours entiers. Après le vingtième jour, en supputant de la même manière, la première période se prolonge jusqu'au trente-quatrième jour, la seconde jusqu'au quarantième, la troisième jusqu'au soixantième. Il est très

difficile, dès le début des fièvres, de reconnaître celles dont la crise sera tardive, car au commencement les symptômes sont identiques pour toutes ; mais il faut observer dès le premier jour et examiner avec soin ce qui se passe à chaque addition d'une nouvelle période quaternaire ; de cette manière on ne se trompera pas sur l'issue de la maladie. La constitution des fièvres quartes résulte d'un pareil arrangement de périodes. - On reconnaît promptement et facilement les fièvres dont la crise doit se faire dans un bref délai ; elles offrent des différences tranchées dès le début : les malades qui doivent guérir respirent facilement, ne souffrent pas, dorment la nuit et présentent les autres signes favorables ; ceux qui doivent périr respirent péniblement, ont les idées en désordre, sont pris d'insomnie, et éprouvent tous les autres signes fâcheux. Les choses se passant ainsi, il faut conjecturer d'après le temps, et d'après chaque addition [de période quaternaire], à mesure que la maladie approche de la crise. Les crises qui sont propres aux femmes en couches se règlent de la même manière.

21. Des douleurs de tête intenses et continues avec fièvre, s'il s'y joint quelqu'un des signes qui présagent la mort, c'est très pernicieux. Mais si la douleur se prolonge au delà de vingt jours, et que la fièvre persiste, il faut s'attendre à une hémorragie du nez ou à un dépôt vers les parties inférieures. Bien que la douleur soit récente, on peut s'attendre également à une hémorragie nasale ou à un dépôt de pus, surtout si la céphalalgie est fixée aux tempes ou au front. On doit plutôt compter sur l'hémorragie chez les jeunes gens, et sur la suppuration chez les vieillards. (Coaq. 160.) 22. Les douleurs aiguës de l'oreille, avec une fièvre continue et violente, sont redoutables ; il est à craindre que le délire ne survienne et que le malade ne succombe. Puisque cette affection est très dangereuse, il faut diriger son attention sur tous les signes qui se manifestent dès le premier jour. Les jeunes gens succombent à cette maladie le septième jour ou plus tôt ; les vieillards meurent beaucoup plus tard : comme ils sont moins disposés au délire et à la fièvre, la suppuration s'établit auparavant ; mais à cet âge il y a des rechutes qui font périr la plupart des malades. Les jeunes gens meurent avant que l'oreille ne suppure, car il y aurait pour eux des chances de guérison si un pus blanc sortait de l'oreille, et surtout s'il se joignait quelque autre signe favorable. (Coaq. 189.)

23. Le pharynx ulcéré avec fièvre, c'est redoutable ; mais s'il se joint quelqu'un des signes réputés funestes, on doit annoncer que le malade est en danger. (Coaq. 276.) Les esquinancies sont très redoutables ; elles tuent très rapidement quand elles ne se révèlent au cou ou au pharynx par aucun phénomène, et qu'elles causent néanmoins une douleur des plus vives et de l'orthopnée : elles étouffent le malade le premier, le deuxième, le troisième, ou le quatrième-jour. (Coaq. 363.) Les esquinancies qui causent autant de souffrance que les précédentes, mais qui s'annoncent par du gonflement et de la rougeur à la gorge, sont, à la vérité, très pernicieuses, mais elles se prolongent plus longtemps que les premières, si la rougeur est très étendue: (Coaq. 364.) Chez tous les sujets dont le pharynx et le cou rougissent, les esquinancies sont plus longues, et c'est surtout de celles-là que quelques malades guérissent, si la rougeur occupe en même temps le cou et la poitrine, et si cette espèce d'érysipèle ne rétrocède pas. Si ce n'est pas dans un jour critique que l'érysipèle a disparu, s'il ne s'est point formé d'abcès aux parties extérieures, si le malade n'a pas craché de pus, s'il se trouve bien et sans douleur, ou la mort est proche, ou l'érysipèle reparaîtra. Il est plus avantageux que la tuméfaction et la rougeur se portent principalement au dehors (Coaq. 365) ; mais, s'il y a rétrocession sur le poumon, elle amène du délire, et le plus souvent les malades deviennent empyématiques à la suite de ces accidents. (Coaq. 367.) - Tant que la luette est rouge et gonflée, il est dangereux de la couper, de la scarifier et de la brûler, il en résulterait des phlegmasies et des hémorragies. Il faut pendant tout ce temps essayer, à l'aide d'autres moyens, d'en diminuer le volume. Mais quand ce qu'on appelle staphylin, s'est tout à fait formé, quand l'extrémité de la luette devient plus volumineuse et s'arrondit, tandis que la partie supérieure s'amincit, alors on peut en toute sûreté pratiquer l'opération. - Il est bon de relâcher le ventre, avant de recourir à la chirurgie, si toutefois le temps le permet et si le malade ne suffoque pas.
24. Pour tous les malades chez lesquels les fièvres cessent sans qu'aucun signe de solution se manifeste, et hors des jours critiques, il faut s'attendre à une récidive. (Coaq. 146.) - Quand une fièvre quelconque se prolonge, le malade se trouvant dans de bonnes conditions, et ne ressentant aucune douleur entretenue

par quelque inflammation ou par toute autre cause apparente, il faut s'attendre à un dépôt avec gonflement et douleur sur les articulations, et principalement sur les inférieures. Ces dépôts se forment de préférence et très rapidement chez les sujets au-dessous de trente ans. Il faut soupçonner la formation de ces dépôts aussitôt que la fièvre persiste au delà de vingt jours. Citez les personnes plus âgées, ils sont moins fréquents, bien que la fièvre dure plus longtemps. Il faut s'attendre que ces dépôts se formeront quand la fièvre est continue, mais que la fièvre se changera en quarte, si tantôt elle tombe et tantôt se rallume sans observer d'ordre, et si elle se prolonge avec ces alternatives jusqu'à l'automne. Comme ces dépôts sont plus fréquents chez les individus au-dessous de trente ans, de même la fièvre quarte s'établit plutôt citez ceux qui ont trente ans et plus. Il faut savoir que ces dépôts arrivent de préférence en hiver, et qu'alors ils sont plus longs à disparaître, mais qu'ils sont moins sujets aux métastases. (Coaq. 143.) - Dans une fièvre dont le caractère n'est pas mortel, si le malade se plaint de céphalalgie, d'avoir des objets noirs devant les yeux, de douleurs mordicantes au cardia, il y aura un vomissement bilieux ; et s'il survient un frisson et un sentiment de froid dans les régions inférieures de l'hypocondre, le vomissement sera encore plus prompt ; et si dans ce moment le malade boit ou mange quelque chose, il le vomira très promptement. Parmi ces malades, ceux chez lesquels la souffrance commence dès le premier jour, sont plus mal le quatrième et surtout le cinquième jour ; mais ils sont délivrés le septième ; ceux, au contraire, et c'est le plus grand nombre, qui sont pris de la douleur le troisième jour, sont plus mal le cinquième, et sont délivrés le onzième ; chez ceux qui commencent à souffrir au cinquième jour, et chez qui le reste marche comme il a été dit, la maladie se juge le quatorzième jour. Les choses se passent ainsi chez les hommes et chez les femmes, principalement dans les fièvres tierces. Chez les jeunes gens, ces choses s'observeront aussi dans les fièvres de cette espèce, mais plutôt dans les fièvres à type plus continu, et dans les tierces légitimes. - Chez les individus qui, souffrant de la tête dans une fièvre de ce genre, au lieu d'avoir des objets noirs devant les yeux, ont la vue trouble ou aperçoivent des étincelles, et qui, au lieu de douleurs de cardia, éprouvent de la tension dans l'hypocondre droit ou gauche, sans douleur ni inflammation, il faut s'attendre non au vomissement, mais à une hémorragie nasale. Toutefois, il faut compter sur cette hémorragie surtout chez les jeunes gens, mais moins chez les individus de trente-cinq ans et au-dessus ; chez ces derniers, on doit compter davantage sur le vomissement. - Les spasmes surviennent chez les enfants si la fièvre est aiguë, si le ventre ne se lâche pas, s'ils sont pris d'insomnie, s'ils ont des frayeurs, s'ils poussent des gémissements, s'ils versent des larmes, et si leur visage devient tantôt verdâtre, tantôt livide, tantôt rouge. (Coaq. 409.) Ces accidents sont très ordinaires aux nouveau-nés et jusqu'à sept ans. Ceux qui sont plus âgés et les adultes ne sont pas exposés aux spasmes pendant les fièvres, à moins qu'il ne se montre quelques-uns des signes les plus violents et les plus funestes, tels qu'il en survient dans les phrénitis. Pour pronostiquer rationnellement à l'égard des enfants et des malades des autres âges, ceux qui doivent périr et ceux qui seront sauvés, il faut consulter l'ensemble des signes tels qu'ils ont été décrits pour chaque cas ; ce que je viens de dire s'applique aux maladies aiguës et à celles qui en naissent. 25. Il faut que celui qui désire pronostiquer avec sûreté quels malades guériront et quels mourront, chez lesquels la maladie sera longue ou chez lesquels la maladie sera courte, juge de la valeur de tous les signes qui se manifestent, en calculant leur puissance comparative, ainsi qu'il a été fait pour tous, et en particulier pour ceux fournis par les urines et les crachats, quand, par exemple, l'expectoration est à la fois bilieuse et purulente. Il est essentiel de reconnaître promptement la marche des maladies qui sévissent toujours d'une manière épidémique, et la constitution particulière à la saison. - Le médecin doit avoir une parfaite connaissance des signes rationnels et des autres, et ne pas ignorer que dans quelque année et dans quelque saison que ce soit les bons signes annoncent du bien, et les mauvais du mal, puisque ces signes, que j'ai décrits, sont également vrais en Libye, dans l'île de Délos et dans la Scythie. D'après cela, il faut savoir que dans les mêmes contrées il n'est pas à craindre que la plupart de ces signes ne se vérifient, quand un sait les apprécier et en calculer la valeur. - Ne demandez le nom d'aucune maladie qui ne se trouve pas inscrit dans ce livre ; car toutes celles qui se jugent dans les mêmes périodes que celles indiquées tout à l'heure, vous les reconnaîtrez aux mêmes signes.

NOTES

(01) Etienne le philosophe, *in Progn. Hipp. Com.* dans les Scholia in Hipp. et Gal., éd. de Dietz, t. I, p. 51 à 232. Ce commentaire est très remarquable par les explications qu'il renferme, et par sa forme toute scholastique. Le texte grec donné pour la première fois par Dieiz présente plusieurs incorrections, quelques lacunes et des transpositions qui tiennent au mauvais état des manuscrits. - Cf. pour les passages que j'ai traduits les pages 51, 52 et 53, et pour ce qui a rapport aux maladies chroniques, cf. aussi Galien, Com. II *in Progn.*, texte 1. - Com. III, texte 15, 36, 42.

(02) C. I *in Progn.*, texte 3.

(03) Loc. cit., p. 60.

(04) Loc. cit., p. 51.

(05) Cf. Etienne loc. cit., p. 51 ; voir aussi p. 60.

(06) C. I, *in Progn.* t. 4, in medio. Cf. Cependant C. I, *in Prorrh.* in proaem.

(07) Loc. cit., p. 61.

(08) Loc. cit., p. 55.

(09) Cf. Ermerins, thèse citée, passim ; et M. Littré, *Introd.*, ch. XIII, p. 463,

(10) Gal. *Com. 1, in Progn.*, texte 1 et 3

(11) Oeuv. d'Hipp., t.1er, introd., p. 451.

(12) J'ai retrouvé plus tard dans Etienne (page 141) à peu prés la même explication. Du reste on remarquera, en lisant le passage tout entier, qu'Hippocrate apporte d'importantes restrictions à cette proposition, qui semble tout d'abord absolue, ce dont Galien le loue. (*Com. II in Prog.*, t. 9.)

(13) *Traité des Maladies des reins*, t. 1er, p. 217.

(14) Il est certain que la variabilité de nos climats et l'intervention des ressources de la médecine peuvent contrarier grandement la solution des maladies par les crises, ainsi que le remarque M. Fuster (*Mal. de la France*, p. 593) ; mais il faut ajouter avec le même auteur que pour quiconque veut observer attentivement, la doctrine des crises ne se vérifie pas moins chez nous que sous le climat de la Grèce ; on peut s'en assurer en consultant la statistique donnée par Hildebrand, médecin de l'hôpital de Vienne (*Med. prat.,* t Ier, chap. v, p. 270-272, trad. de M. Gauthier.

Paris, 1823. Cf. aussi ses *Institut. pract. med.* Vienne, 1816, t. Ier, p. 66, 120 et suiv.
(15) *Oeuvres d'Hipp.*, t, II, *Argument du Pronostic*, p. 99.
(16) Loc. cit., p. 54. Cf. aussi Etienne, *Com. in priorem Gal. lib. Therap. ad Clauc.* Ed. Dietz, t. 1, p. 238 et 246.
(17) *Com. I, in Progn.*, texte 4 , in medio.
(18) *Morb. Diut.* IV, 8, p. 536, éd. Alm. Caelius, dans le même passage, attribue aussi un livre du *Pronostic* à Diocles. Celse (*de Med. II, in proaem.*, dit qu'Hippocrate excelle dans le pronostic.
(19) *Com. III, in Epid.*, III, texte 32. Cf. aussi C. I, *in Epid.*, III, t. 5.
(20) *Tetrab. Serm..* I, cap. 1, p. 190, éd. d'Etienne.
(21) Cf. Gruner, *Censura*, p. 52-6, où se trouvent rassemblés beaucoup d'autres témoignages.

ISBN : 978-1718604964

www.ingramcontent.com/pod-product-compliance
Lightning Source LLC
Chambersburg PA
CBHW030044230526
45472CB00005B/1669